Arrêter d'Arracher Les Cils !
Un Traitement Efficace de la Trichotillomanie des Cils

I0411434

Amy Foxwell

perte résultant de votre utilisation de cette information. Si votre compétence ne permet pas de limitations sur les garanties, cette limitation peut ne pas s'appliquer à vous. Votre seul et unique recours concernant votre utilisation du livre ou site est de cesser d'utiliser le produit. En aucun cas nous ne peut être tenue responsable des dommages directs, indirects, accessoires, consécutifs (y compris les dommages causés par la perte d'affaires, perte de profits, les litiges ou autres), dommages spéciaux, exemplaires, punitifs ou autres, sous quelque théorie juridique, découlant de ou en aucune façon liée à nos produits ou le contenu, même s'il a été averti de la possibilité de tels dommages. Notre responsabilité totale pour toute réclamation découlant de, ou lié à nos produits ne doit pas dépasser vingt-cinq (25) dollars et ce montant doit être à la place de tout autre recours que vous pourriez avoir contre nous ou nos sociétés affiliées. Toute réclamation doit être soumis à l'arbitrage exécutoire confidentiel comme décrit plus loin dans les termes et conditions stipulés sur notre www.Trichotillomaniastop.com site.

Bienvenu!

Nous vous remercions d'avoir acheté 'Arrêter d'Arracher les Cils' et félicitations : vous avez franchi la première étape pour un nouveau vous. Je suis très heureux de partager cette méthode qui m'a aidé à arrêter d'arracher mes cils et qui est sûr de vous donner des résultats immédiats. J'ai passé beaucoup de temps à la recherche et le développement de ce livre pour qu'il soit aussi efficace que possible. Tout ce que vous devez faire pour obtenir des résultats durables, c'est de suivre les instructions, et surtout, être gentil avec vous-même maintenant que vous vous embarquez dans cette aventure.

Mes amitiés,

Amy Foxwell

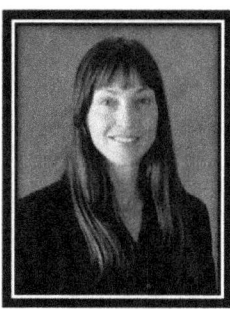

Un mot sur le Trich Stop System

Si vous avez été aux prises avec Trichotillomanie depuis de nombreuses années, ou avez tout juste commencé à voir les symptômes de cette condition, vous devez personnellement résoudre à prendre le contrôle de la situation. Et c'est le but du Trich Stop System ; vous aider à réussir dans la lutte contre votre condition de Trichotillomanie. Chacun est différent et l'état de chaque condition est différent. Cependant, il ya certaines causes sous-jacentes et des remèdes qui sont communs à tout le monde. Vous aurez besoin de comprendre autant que vous le pouvez au sujet de votre état de santé et ensuite mettre ces mesures d'action en place pour vous aider à le battre. La clé est de savoir que cela est possible. **Vous pouvez arrêter d'arracher les cils.** Vous avez juste besoin de l'appui et d'un plan en place pour vous aider. Et c'est là que Trich Stop System entre en jeu. Lisez ce manuel et suivre les étapes, en utilisant l'huile 'Trich Stop Hairgrowth Oil' (voir page 32 pour plus d'informations et une offre spéciale ou se référer à: http://Trichotillomaniastop.com/hair-growth-oil) pour vous aider à atteindre vos objectifs. Vous verrez des améliorations immédiates. Félicitez-vous et reconnaître que si vous pouvez faire ces premiers pas vers l'amélioration, l'objectif final de l'arrêt d'arracher les cils est à votre portée.

Donc, maintenant que vous savez que vous allez réussir, nous allons commencer.

Des informations

La Trichotillomanie est classé comme un trouble du contrôle des impulsions. Les gens qui souffrent de ce trouble ont l'envie incontrôlable de tirer les cils ou les cheveux d'autres parties de leur corps. Les patients sont incapables d'arrêter ce comportement, alors même que leurs cils deviennent plus fins et les résultats sont remarquables par des plaques chauves. Il est plus que juste une habitude nerveuse, qui peut être contrôlé par le biais simplement de se décider d'arrêter. Ce comportement répétitif est souvent autodestructeur et pénible pour le patient.

Le plus souvent, les patients tirent les poils un par un, souvent ciblant les cils d'une couleur spécifique ou une texture. Similaires au comportements répétitives incluent la cueillette de la peau, de mordre les lèvres et de se ronger les ongles. Malgré le désir de cesser de porter atteinte à leur corps de telle façon, les gens qui souffrent de la Trichotillomanie ont du mal à contrôler ces pulsions. Il en résulte non seulement à une déficience physique, mais aussi une grande détresse émotive. Il n'est en aucun cas de défaut d'un patient de ne pas pouvoir contrôler ce comportement.

Quelles sont les causes de Trichotillomanie?

La recherche des causes et des traitements de Trichotillomanie sont encore dans les premiers stades. Des études ont montré des preuves indiquant la Trichotillomanie comme un trouble neurobiologique et peut être liée à la constitution génétique. Arracher les cils est souvent déclenchée par le stress, l'anxiété et la dépression. Les personnes atteintes de Trichotillomanie ont généralement une base neurologique - une prédisposition génétique à souvent arracher les cils comme un mécanisme d'auto apaisement. 80% des arracheurs de cils signalent aussi un besoin de tirer, des démangeaisons et il pourrait bien être une cause semblable pour la folliculite (inflammation de la racine des cils) ou une irritation de la levure de peau très naturel et normal, connu comme Malassezia.

Les patients ont du mal à contrôler ce comportement obsessionnel compulsif en raison du cycle vicieux de complications qui découle de Trichotillomanie. Arracher les cils aggrave l'instabilité émotionnelle qui provoque un patient à arracher. Arracher peut momentanément satisfaire le patient, mais dans les résultats à long terme de graves conséquences émotionnelles, comme sévère conscience de soi, mauvaise image de soi, faible estime de soi, et autres. Les personnes qui arrachent ont la tendance à se sentir «bizarre» ou «fou» en raison du comportement anormal et ses effets.

Qui souffre de la Trichotillomanie?

La Trichotillomanie est censé affecter 2-5% de la population et 80-90% des cas déclarés sont des femmes. L'âge moyen de survenue est de 11, mais la condition peut commencer à tout âge. Les enfants de moins de 6 ans s'arrêtent généralement d 'arracher les cils au bout de 12 mois. Les critères de diagnostic pour Trich dans le domaine de la santé mentale comprennent une présence de multiples symptômes:

- o Arracher les cils avec le résultat de la perte de cils notable

- o De satisfaction lors d'arracher

- o Augmentation de la tension lorsque la résistance d'arracher

- o Perte de valeur significative dans des fonctions sociales dues à la condition

Les phases de Trichotillomanie

Il y a trois phases principales de la Trichotillomanie:

1. Une première expérience de la tension s'accompagne d'une volonté d'arracher des cils.

2. L'arrachage des cils commence et se sent bien, avec un sentiment de soulagement, ainsi que une certaine excitation.

3. Une fois que les cils sont arrachés, la victime se sent coupable, de remords et de honte. Des tentatives sont faites pour couvrir les plaques avec le maquillage et eyeliner et les malades commencent à se cacher, ou se sentir intensément humilié.

Traitement et soutien

Il n'y a pas «remède» connue pour la Trichotillomanie, mais il ya des options de traitement disponibles. Découvrir les moyens de contrôler les impulsions d'arracher les cils peut aider un patient à se dégager de la condition. Thérapie cognitivo-comportementale, médicaments du contrôle du stress, et les groupes de soutien se sont tous des moyens efficaces pour contrôler les symptômes. Thérapie cognitivo-comportementale apprend les patients dans l'auto surveillance, d'identifier et répondre aux risques et solutions, de l'évaluation de la fonction de la condition, la confrontation des réalisations, et le développement de la pleine conscience.

Il est important pour ceux qui souffrent de Trichotillomanie de savoir que bien qu'il puisse être difficile d'arrêter d'arracher les cils, c'est possible!

Les Outils 'Trich Stop'

Se préparer au réussite: l'utilisation de la visualisation

Le premier étape indispensable à faire pour avoir les choses que vous voulez dans la vie est la suivante: décider ce que vous voulez. - Ben Stein

La visualisation est un outil puissant que de nombreux athlètes couronnés de succès, les hommes d'affaires et les dirigeants utilisent sur une base régulière. Il se compose d'imaginer exactement ce que vous voulez pour vous aider à l'obtenir. La pratique a fait l'objet de nombreuses études et est basée sur le fait que votre cerveau ne peut pas reconnaître la différence entre la réalité et l'imagination. Alors que si vous imaginer quelque chose, souvent et assez clairement, le cerveau va le prendre comme vérité et fera tout ce qui est en son pouvoir pour traiter ces visualisations comme la réalité et vous aider à les atteindre.

Quelques lignes directrices pour la visualisation:

Soyez très clair avec exactement quelle est votre vision. Voyez-le en autant de détails que possible. Inclure les sons, les odeurs, et vos émotions, avec autant de détails pour le rendre aussi réel pour votre cerveau que possible. Imaginez comment vous vous sentez que vous sortez sans maquillage, quand quelqu'un vous complimente sur vos beaux yeux. Rappelez-vous - vous programmez votre cerveau pour réaliser tout ce que vous imaginer, alors faites bien.

Visualisez sur un ton actif, présent. «Je suis fier entendre un compliment sur mes beaux cils.» Plutôt que «je serais heureux si ..., ou« Je suis heureux que j'ai de beaux cils. », Plutôt que « Quand je n'ai pas de plus des parties chauves je serai heureux ... ».

Quand une pensée négative vient d'annuler votre vision, isoler la pensée, transformez la en noir et blanc, couper le son, réduire la à la taille d'un grain puis imaginer de souffler loin la pensée négative.

Visualiser quotidiennement. Lorsque vous vous levez le matin et avant d'aller vous coucher. Pensez à créer un 'vision board', plein d'images et de citations qui vous inspirent quand vous le contempler.

Inclure tous les détails de votre vie, et pas seulement vos objectifs vis a vis votre condition de Trichotillomanie. Imaginez la maison que vous habitez, les vacances que vous prenez, le temps que vous passez avec vos enfants, une vie pleine comme vous voulez vivre.

Rappelez-vous - le ciel est la limite. Le plus que vous souhaitez, plus vous obtiendrez. Si vous ne pouvez même pas imaginer le succès, alors il est sûr qu'il va vous échapper.

Remplissez un tableau comme celui-ci énumérant les domaines sur lesquelles vous souhaitez mettre l'accent : des relations, les finances, la vie professionnelle, les objectifs personnels, Trichotillomanie, etc. pour commencer. Assurez-vous que chaque objectif est mesurable, détaillée et dispose d'un délai.

Visualisation a été prouvé une ressource précieuse gratuit, donc puiser dans cette richesse.

Relations	Finances	Professionnel	Arrachage des Cheveux	Personnel

Autohypnose

Utilisant l'autohypnose peut vous aider à conquérir cette partie de vous qui travaille contre votre propre intérêt et exploiter la puissance de votre esprit pour battre la Trichotillomanie. Consciemment, vous pouvez connaître toutes les bonnes raisons de ne pas tirer, mais vous devez sentir, pas seulement penser, différemment d'arracher les cils. Le point principal à savoir sur l'autohypnose est que l'esprit est le plus réceptif quand il est calme et le corps est détendu. Donc, la clé de la réussite dans l'autohypnose est simplement se détendre le corps et apaiser l'esprit.

Suivez ce processus en 10 étapes pour utiliser l'autohypnose dans le cadre de votre cure:

Développer la suggestion que vous utiliserez pendant votre autohypnose. Il doit être:

- o   Positif, pas de mots négatifs.

- o   Bref, entre 6 et 15 mots.

- o   Significatif, c'est ce que vous voulez vraiment que se passe.

- o   Possible, quelque chose que vous pouvez réaliser. Évitez les absolus et des délais.

- Concentré, à une suggestion à la fois, pas beaucoup de désirs différents.

- Par exemple, «Chaque jour, je ne tirez pas sur les cils."

Écrivez votre suggestion sur un morceau de papier

- Une écriture claire et soignée.

- Ecrit comme si vous écriviez à votre meilleur ami ou un amant.

- Concentrez-vous et à écrire lentement, avec réflexion sur le sens de chaque mot

Répéter le message à vous-même, de préférence à haute voix, en écoutant attentivement vous même, et vos paroles. Penser clairement à leur signification.

Trouvez un endroit où vous pourrez vous détendre et être vous-même. Vous pouvez mettre un peu de votre musique préférée en arrière-plan (pas de chant).

Vous devez effectuer la programmation autohypnose trois fois par jour:

- Quand vous vous réveillez le matin - le plus tôt possible après le réveil.

- Dans le milieu de la journée, juste après le déjeuner est préférable

- Juste avant d'aller dormir la nuit

S'asseoir ou de s'allonger confortablement, trouver quelque chose à regarder et à se concentrer. Prenez trois grandes respirations, se laisser détendre partout et de sentir le stress et la tension quitter votre corps à chaque expiration. Inspirer la sérénité, expirer la tension.

Fermez les yeux et maintenez le dernier souffle pendant au moins 10 secondes, puis lentement expirer, en laissant toute la tension dans l'ensemble de vos muscles partir avec cette dernière expiration.

Maintenant que vous êtes détendu, et la respiration est régulière, commencer à compter à rebours de 5 à 1. Comme vous comptez, vous vous sentez plus en plus profondément calme avec chaque souffle que vous prenez, avec chaque numéro que vous comptez.

Lorsque vous atteignez le nombre 1, sentez-vous baisser rapidement et profondément dans un état très à l'aise et détendu d'esprit.

Maintenant commencer à dire, dans votre esprit, pas à haute voix, les mots que vous souhaitez programmer dans votre subconscient, en répétant la phrase 20 fois. Pour vous aider à tenir le compte, chaque fois que tu dis la phrase, placez le bout d'un doigt à l'extrémité du pouce. Ne vous pressez pas. Aller lente et profonde. Après avoir maîtrisé le processus, il devient automatique et vous n'aurez pas à payer trop d'attention soit aux mouvements de la main ou les mots eux-mêmes. Cela peut prendre quelques jours.

Comme vous améliorer, commencer à se concentrer sur la détente de plus en plus profondément, à la dérive, tout en vous laissant vous détendre complètement. Ne vous précipitez pas le processus. Quand vous vous trouvez en mesure de penser à autre chose, commencer à mettre en parallèle des suggestions avec les réflexions suivantes:

"Chaque mot que vous me l'entendre dire vous emmène toujours plus profondément dans un état très bénéfique de détente."

"Vous pouvez entendre mes paroles en vous donnant des suggestions, ces suggestions vous rendre la vie meilleure et plus heureuse."

"A chaque fois que je fais cet exercice, l'effet est plus fort et plus bénéfique. La proposition contribue à améliorer ma vie de plus en plus à mesure que j'avance plus en plus profondément au cours des exercices."

Les 8 étapes du Trich Stop System

Ce système de 8 étapes est un système éprouvé pour vous aider à arrêter d'arracher vos cils, peu importe combien de temps vous les arrachez. Ces 8 étapes, ainsi que les outils ci-dessus vous aideront à mettre en place un plan efficace pour une cure réussie.

1. Avant de commencer

Soyez gentil avec vous-même. Vous n'êtes pas seul et vous n'êtes pas un monstre. La Trichotillomanie est une condition légitime de que vous souffrez. Vous pouvez le battre, mais il est difficile, donc soyez gentil avec vous-même pendant que vous travailler le système. Si vous re-arrachez, ne soyez pas méchant avec vous même, juste accepter que c'est une partie de la cure et de revenir sur le plan. Je me suis souvent comparé à mon mari qui a été arrêté de fumer, et j'ai essayé d'être aussi gentil et compréhensif à moi-même que j'étais avec lui. C'est dur, mais VOUS POUVEZ LE FAIRE.

2. Reconnaître la condition

Reconnaissez que vous avez un problème. La première chose à comprendre, c'est que vous souffrez d'une maladie traitable, et non pas quelque chose en raison de la volonté ou de l'absence de celle-ci. Le trouble survient à la suite de son bagage génétique, l'humeur, et votre histoire et est une condition dans le besoin de traiter, pas une cause de vous battre. D'un autre côté, ne vous dites pas que tout va bien. La Trichotillomanie peut être considéré comme une forme d'automutilation, et comme toutes les formes d'automutilation, Trichotillomanie peut devenir un comportement addictif, et vous avez besoin de le reconnaître et de le traiter comme tel. Mon grand pas a été quand je me suis finalement rendu compte que mon Trichotillomanie était une condition légitime. Cela m'a libéré de la culpabilité et de la honte et m'a permis d'aller de l'avant à la recherche pour le traitement qui convient le mieux et ma version personnelle de la maladie.

3. Identifier quand vous arracher

Connaissez vos déclencheurs. Arracher les cils devient une dépendance en raison de la nature du «buzz» antidouleur que l'automutilation nous donne; la morphine naturelle du corps entre en jeu. Vous arracher les cils quand? Dans la soirée, lorsque vous regardez la télévision? Lorsque vous parlez à votre belle-mère par le téléphone? Lors de la lecture ou de travailler sur l'ordinateur? Faites une liste de vos déclencheurs et à côté de chaque écrivez une activité alternative qui vous ferait sentir mieux dans ces contextes.

La cause initiale de la Trichotillomanie peut être génétique et / ou environnementale, et les chercheurs vois des similitudes avec les déclencheurs de trouble obsessionnel compulsif. Des expériences de l'enfance pénibles ou des relations perturbés avec les parents pourrait être derrière le développement de ce trouble, et une étude a montré que plus des deux tiers des malades ont subi au moins un événement traumatique dans leur vie, avec un cinquième d'entre eux montre un diagnostic de trouble de stress post-traumatique. Cela a conduit les chercheurs à croire que cela peut être un moyen de faire face pour certains trichotillomanes. Par conséquent, dans votre cas, quel que soit ce qui peut ou peut ne pas avoir apporté la condition, pensez aux genres de situation qui vous amène à recourir à s'arracher les cils. Vous le faites lorsque vous êtes déprimé? En colère? Confus? Frustré? Vous vous ennuyez? Une fois que vous identifiez et vous comprenez ce qui déclenche vos épisodes d'arracher les cils, vous pouvez trouver d'autres façons plus positives d'adaptation.

4. Notez quand vous tirez et tenir un journal

Tenez un journal ou un tableau de épisodes. En écrivant, vous pouvez avoir une bonne idée de l'époque, les déclencheurs, ainsi que l'impact d'arracher les cils. Notez la date, l'heure, le lieu et le nombre de poils que vous tirez et ce que vous avez utilisé pour les arracher. Notez vos pensées ou vos sentiments quand vous arrachez. C'est un bon moyen de vous soulager de la culpabilité et de la honte, et d'exprimer la façon dont arracher les cils a un impact sur votre vie en général. Vous allez commencer à identifier vos moments de faiblesse et des états mentaux. En étant plus conscient de ces moments et des sentiments, vous commencerez à les maîtriser. Vous pourriez être surpris de voir combien de cils que vous avez tiré ou combien de temps vous avez passé le faire. Vous pourriez également être surpris de constater des fois que vous arracher les cils que vous n'étiez pas au courant, ou des sentiments qui se reproduisent. Vous devez aussi utiliser un journal pour exprimer vos émotions. Dressez une liste des conséquences que vous avez subies à la suite de l'arrachage de cils. Il peut inclure des commentaires de gens que vous avez endurées, d'avoir à aller très loin avec des eye-liner ou de la maquillage. Elle devrait également inclure les conséquences relationnelles, telles que ne pas aller à une date ou à passer du temps avec les gens parce que vous avez peur qu'ils découvrent que vous arrachez les cils.

5. Faire un plan

Développer un plan «Reconnaître, Interruption, et Alternatives » pour vous aider à arrêter de arracher vos cils. Elle consiste à remarquer quand vous vous sentez que vous allez arracher les cils, puis interrompre les sentiments à l'écoute de la visualisation et des rappels positifs dans votre tête. Ensuite, choisissez une autre action, quelque chose qui va vous détendre ou faire face à des sentiments qui apportent sur la compulsion d'arracher. D'autres moyens d'exprimer vos émotions et peut-être la respiration profonde, répétant votre visualisation, dessiner ou écrire, appeler un ami qui connaît votre état de santé ou non, commençant une activité manuelle comme perlage, broderie ou les jeux vidéo. Beaucoup de gens ont trouvé l'aide des rappels physiques efficaces, telles que porter des poids qui tirent sur les bras, les gants ou les faux ongles comme un rappel et une entrave à arracher.

6. Gardez un huile de croissance de cils à main

L'utilisation d'un huile naturelle pour la croissance des cils, tels que Trich Stop Oil (pour plus d'informations: http://Trichotillomaniastop.com/hair-growth-oil/) a été la clé absolue de ma réussite d'arrêter de arracher les cils. Il a été spécialement développé pour calmer et apaiser les follicules ainsi que de stimuler la repousse. Je l'ai développé pour m'aider avec ma propre condition et de s'en servir comme une autre action chaque fois que j'avais une envie de arracher. J'ai souffert de démangeaisons, l'irritation des follicules, et l'huile a été un soulagement de la sensation «physique» et inconfortable qui me pousser à arracher. En outre, l'onctuosité fait qu'il est difficile de arracher et il a été un réconfort que je nourrissais les follicules et encourageais la repousse. Gardez votre huile avec vous au moment qui vous êtes sensible à arracher et le choisir comme une action de remplacement, et un rappel que vous rencontrez vos déclencheurs et que vous pouvez les surmonter. (voir page 32 pour une offre de lecteur spécial).

7. Trouvez ce qui vous convient

Chaque 'Trichotillomane' est différent. Utilisez le Trich Stop System pour mettre un plan personnalisé en place pour votre condition. Expérimentez avec les différentes étapes du processus pour identifier ce qui est le plus efficace pour vous.

8. Utiliser des activités auxiliaires

Ne sautez pas l'étape d'utiliser les activités auxiliaires telles que la visualisation et l'autohypnose. Ce sont des outils puissants et en liaison avec le Trich Stop System ne manquera pas de vous conduire à battre Trich avec succès!

Mes meilleurs conseils

Ces conseils vous aideront à vous battre Trich aujourd'hui!

Les systèmes et structures sont la clé

Ne laissez pas votre traitement au hasard. Mettre en place des structures en béton et un plan pour éliminer le chaos et vous donner des lignes directrices et un contexte comme support. Ceci est la clé du succès.

Si vous ratez

Ne vous culpabilisez pas si vous ratez. Ce peut se passer et est une partie naturelle du processus. Il suffit d'utiliser l'erreur comme une expérience d'apprentissage pour mieux comprendre votre Trich et continuer à développer la meilleure solution pour votre version personnelle de la maladie. Notez vos erreurs dans votre journal et suggérez des solutions possibles. L'objectif sera de ne pas aller de 0 a 100, qui pourrait causer de la frustration insupportable qui mènera à une rechute certaine, mais pour arracher progressivement de moins en moins d'une manière structurée, avec des épisodes deviennent moins fréquentes, afin qu'un jour vous vous réveillez et que vous n'êtes pas arracher pendant très longtemps!

Utilisez la distraction

Prenez l'habitude de faire quelque chose d'autre quand vous ressentez l'envie de arracher les cils, comme aller faire une promenade, faire tapisserie, écrire dans votre journal, etc. La distraction n'est pas simplement de faire quelque chose d'autre, il s'agit de recycler le cerveau au point où il commence à se sentir plus naturel de ne pas arracher en réponse à vos moments de détente.

Identifier correctement les moments de déclenchement

Bien sûr, parfois vous vous surprendrez à arracher vos cils, sans même avoir été au courant de tous les déclencheurs (bien qu'il y ait toujours un). Donc, vous pourriez utiliser quelque chose de physique pour aider à identifier vos déclencheurs tels que des poids sur vos bras pendant les périodes de danger lorsque vous pourriez devenir dans un état proche de la transe et ne pas réaliser votre activité de tirer (comme la lecture ou regarder la télévision).

Oubliez le miroir

Cesser de regarder dans le miroir! L'examen de la région servira seulement de concentrez votre attention sur elle et votre incapacité à vous maîtriser. Cela signifie que même après que vous avez tiré pour constater les dégâts. Ne tenez pas compte de la région et la prochaine chose que vous savez, quand vous voyez un aperçu de vous-même, SURPRISE, vous aurez de nouveaux cils où il l'habitude d'être chauve. Il semble comme une chose simple à faire, mais pour moi-même, arrêter de regarder dans le miroir sans cesse était l'une des clés majeures pour la paix de mon esprit et de succès.

Surveillez votre alimentation

Avoir un corps sain est essentiel pour construire les bases pour réussir à battre Trich et faire pousser vos cils. Il existe de nombreuses études qui montrent que la nutrition peut contribuer à exacerber l'arrachage. Eliminez les aliments packages, mangez une alimentation saine et équilibrée et faire de l'exercice quand vous le pouvez. L'exercice améliore la circulation dans tout votre corps, ce qui peut entraîner une croissance plus rapide des cils et les follicules apaisées. Mangez les aliments que votre corps a besoin pour battre Trich, garder les follicules pileux sains et faire pousser des cils forts rapidement:

- o La vitamine A est essentielle pour la croissance des cils. Sources naturelles sont la mangue, l'orange, la carotte, la patate douce et la courge. Mais ne prenez pas de suppléments, la vitamine A en trop peut causer la perte de cils.

- o La vitamine B stimule la production de l'hémoglobine, qui aide les follicules recevoir suffisamment d'oxygène pour rester en bonne santé et de promouvoir la croissance des cils. Mangez des pommes de terre, pois chiches, poitrine de poulet, d'avoine, longe de porc et le rôti de bœuf.

- o Potassium. Les concentrations les plus élevées se trouvent dans les bananes et le potassium contribue à équilibrer les déficiences qui peuvent contribuer aux pulsions d'arracher les cils.

- o Acide folique se trouve dans le chou vert, les lentilles, les pois chiches, la papaye, les pois et les asperges, l'acide folique contribue à la repousse naturel des cils.

- o La vitamine E aide également le sang circuler sur le cuir chevelu et d'améliorer la croissance des cils et peut être trouvé dans la plupart des céréales, les amandes, l'huile de carthame, l'huile de maïs et l'huile de soja.

o Vitamine C est nécessaire pour le développement du collagène, qui est nécessaire pour la croissance des cils forts. Mangez des kiwi, goyave, poivrons rouges et oranges.

(Notre supplément de vitamine Trich Stop a été spécialement conçu pour les personnes souffrant de Trich. Je l'ai trouvé très efficace dans la lutte contre l'envie de arracher ainsi que la repousse des cils. Contactez-moi au amy@foxwellassociates.com pour plus d'informations.)

2. Aller en ligne, utilisez les forums et obtenir de l'aide!

Utilisez les groupes de soutien en ligne (et hors ligne) qui sont disponibles. Cependant, soyez judicieux en choisissant dans lesquelles que vous allez participer. Essayez plusieurs jusqu'à ce que vous trouviez celui qui correspond à votre style personnel. Veillez à choisir un groupe de soutien qui est positif, croit en la guérison et cherche à vous aider dans votre réussite, pas celui qui est plein de mécontents et râleurs et des gens qui veulent juste la commisération ensemble. Ce genre de groupes est voué à l'échec car ils ont déjà décidé d'échouer dans leurs esprits. Rappelez-vous que Trich est une condition et vous avez besoin du bon état mental pour le battre. Une attitude positive est la clé, donc entourez vous de gens positifs. Choisissez un groupe de soutien qui a des gens qui ont réussi à battre Trich - en vous entourant avec les gagnants vous aussi devenir un gagnant.

Envisager de commencer la thérapie et obtenir une aide professionnelle. Alors j'ai battu Trich sans elle, je ne vois pas de honte à demander de l'aide professionnelle. Pourquoi réinventer la roue, après tout? Obtenir un thérapeute et profiter de la sagesse et de l'expérience qui s'est passé avant vous, ainsi que de bénéficier des contacts et des ressources qui seront disponibles pour vous. Vous utiliserez un professionnel comptable, un avocat, un médecin ou autre qui est formé dans leur domaine pour vos autres besoins, alors pourquoi ne pas faire la même chose pour cette condition très réelle qui a un tel impact sur votre vie ?

Faits sur la croissance des cils

Les cils humains tombe naturellement et donc vos cils vont repousser, même après avoir été à plusieurs reprises arrachés. Voici quelques faits à propos de la croissance des cils:

- o La chaleur, ainsi que de la vitamine D du soleil peut stimuler la croissance, obtenant ainsi le soleil sur vos cils peut les faire repousser plus vite.

- o Les cils naturellement poussent, tombent, et repoussent. Les cils passent par les 3 phases de cils: les phases de croissance, de transition et de repos. La 1ère phase (la phase anagène) est quand les cils poussent et dure jusqu'à un maximum de 45 jours. Après quoi, ils passent par la 2ème phase (la phase de transition), qui peut durer jusqu'à 3 semaines, lorsque les cils cesser de croître. Dans la 3ème phase (la phase télogène), les cils ne se développent pas et restent pendant environ 100 jours avant d'ensuite tomber.

- o Ca prend normalement jusqu'à 8 semaines pour un cil à repousser complètement.

Utilisation du Trich Stop System Workbook et Journal

Utilisez les trois étapes suivantes avec le manuel Trich Stop et l'huile Trich Stop pour mettre en place une structure et un plan pour battre votre condition.

1. Reconnaître votre condition

Reconnaissez que vous avez un problème. La première chose à comprendre, c'est que vous souffrez d'une maladie traitable, et non pas quelque chose en raison de la volonté ou de l'absence de celle-ci. Le trouble survient à la suite de votre bagage génétique, l'humeur, et votre histoire, et est une condition dans le besoin de traiter.

2. Identifier quand vous arrachez les cils

Connaissez vos déclencheurs. Quand pensez-vous arracher les cils? Dans la soirée, lorsque vous regardez la télévision ou la lecture? Lorsque vous parlez à votre ex-mari au téléphone? Lorsque vous travaillez sur votre thèse? Faites une liste de vos déclencheurs et à côté de chaque écrivez une activité alternative qui ferait de vous sentir mieux dans ces contextes.

3. Notez quand vous tirez et tenir un journal

Tenez un journal ou un tableau des épisodes. En écrivant, vous pouvez avoir une bonne idée de l'époque, les déclencheurs, ainsi que l'impact vos actions. C'est un bon moyen de vous soulager de la culpabilité et de la honte, et d'exprimer la façon dont le arrachage de cils a un impact sur votre vie en général. Vous allez commencer à identifier vos moments de faiblesse et des états mentaux. En étant plus conscient de ces moments et des sentiments, vous commencerez à les maîtriser. Vous devez aussi utiliser un journal pour exprimer vos émotions. Dressez une liste des conséquences que vous avez subies à la suite de l'arrachage de cils.

4. Comment remplir le workbook et journal

Tenez un journal régulier, et le remplir chaque jour avec vos expériences de Trich. Nous avons inclus les premières pages pour vous aider à démarrer.

Commentaires et observations des autres :

Inclure les commentaires que vous avez endurées et les observations des amis, de la famille ou des inconnus ont fait au sujet de votre apparence ou l'état, et comment vous les avez ressenti.

Conséquences comportementaux

Inclure tout comportement qui est une conséquence de votre état de santé (avoir à aller très loin avec des revêtements, eye-liner ou de la tête, etc.), et comment vous avez ressenti.

Conséquences relationnels

Inclure les conséquences relationnelles, telles que ne pas aller à une date ou à passer du temps avec les gens parce que vous avez peur qu'ils savent que vous arrachez les cils, et comment vous avez ressenti.

Déclencheurs

Faites une liste de vos déclencheurs et à côté de chaque écrivez une activité alternative qui vous ferait sentir mieux dans ces contextes.

Tableau de suivi

Remplissez un tableau comme celui de la page suivante pour suivre votre comportement et les émotions:

Jour Heure	Endroit	Déclencheur	Combien de poils	Arrachés avec quoi?	Pensées	Sentiments	Autres activités possibles	Autre

Mon Trich Stop Journal de Réussite

Commentaires et observations des autres

Commentaires:

Mes sentiments :

Commentaires:

Mes sentiments:

Commentaires:

Mes sentiments :

Commentaires:

Mes sentiments :

Conséquences comportementaux

Comportement :

Mes sentiments :

Comportement:

Mes sentiments:

Comportement :

Mes sentiments :

Comportement :

Mes sentiments :

Conséquences relationnels

Comportement :

Mes sentiments :

Comportement:

Mes sentiments:

Comportement :

Mes sentiments :

Comportement :

Mes sentiments :

Déclencheurs

Déclencheur:

Une autre activité :

Déclencheur:

Une autre activité:

Déclencheur:

Une autre activité :

Déclencheur:

Une autre activité :

Tableau de suivi

Jour Heure	Endroit	Déclencheur	Combien de pois	Arrachés avec quoi?	Pensées	Sentiments	Autres activités possibles	Autre

Notes

Si vous avez aimé ce livre ...

Nous espérons que vous avez trouvé ce livre et workbook utile.
Si vous souhaitez en savoir plus sur comment vous pouvez
continuer à lutter contre la Trichotillomanie, rendez nous visite
sur www.trichotillomaniastop.com.

Une Offre Spéciale

Comme l'un de notre communauté nous aimerions étendre à
vous deux offres spéciales:

- Une réduction de 10% sur l'huile Trich Stop

- Une réduction de 10% sur notre supplément de vitamine Trich
Stop qui vous donne tous les besoins alimentaires de battre
Trich et commencer à faire pousser rapidement les cils et en
bonne santé.

Si vous êtes intéressé contactez-moi au
amy@foxwellassociates.com, mentionnant «offre spéciale» dans
le sujet.

Nous aimerions avoir de vos nouvelles

Nous croyons qu'une communauté est une chose puissante. Si
vous avez des idées, commentaires ou suggestions, n'hésitez pas
de les envoyer à comments@foxwellassociates.com. S'il y a

quelque chose que vous avez fait ce que vous pensez serait bénéfique à d'autres personnes souffrant de la Trichotillomanie, ou des façons uniques que vous avez utilisé les idées présentées ici, envoyez les. Ici chez Trich Stop, nous sommes toujours heureux de travailler en équipe.